I0791646

Metafísica de las Enfermedades
(Curso Básico)

Damián Alvarez

Al arquitecto Don Carlos Pallés Darias
estudioso en Metafísica y Geometría Sagrada
con todo el amor que mi alma puede expresar a un amigo.

Índice

Metafísica de las Enfermedades
(Curso Básico)

Damián Alvarez

METAFÍSICA DE LAS ENFERMEDADES
(CLASE I)

La Metafísica de las Enfermedades. La Metafísica de la Enfermedad:

Toda enfermedad tiene una explicación metafísica. Toda enfermedad tiene una raíz, comienzo en los niveles energéticos de la anatomía sutil multidimensional del ser humano.

Toda raíz energética de una enfermedad física está "por encima" (se podría decir), de lo físico, por lo tanto esa raíz energética es metafísica. Metafísico significa sencillamente "más allá de lo físico, por encima de lo físico".

No se necesita ser un Doctor en Metafísica para serlo. Tan solo con observar la forma de actuar cotidiana de los seres humanos y analizar porque actúan de tal manera, que causas los inducen a actuar de tal manera, podremos hacer diagnósticos metafísicos.

Las enfermedades físicas son las que han recibido más atención por parte de la Ciencia y la Medicina de Escuela, supongo porque se cree que son las más importantes o las que nos pueden llevar en un momento determinado a la muerte física.

Pero, el empeño, la concentración de esfuerzos y la

importancia puesta en la curación del cuerpo físico, las enfermedades, los dolores y síntomas físicos, son solo un método de evasión de las verdaderas enfermedades, síntomas y dolores, que suelen ser espirituales, anímicos, metafísicos.

Al propio hombre de ciencia, como al médico de escuela le da miedo encontrarse con su Alma, con su verdadero dolor, y es por lo tanto el primero en evadirse de tal realidad investigando y tratando enfermedades físicas y no anímicas.

<u>La Raíz de las enfermedades según la Ciencia y la Medicina Alopática son:</u>

- Desequilibrio en las dietas o asimilación de nutrientes
- Desequilibrios medio ambientales
- Desequilibrios en la forma de vida
- Desequilibrios derivados de la ingesta de medicinas, alcohol, drogas, etc.
- Desequilibrios Genéticos o Heredados

<u>La Raíz de las enfermedades según la Metafísica (Damián Alvarez), son:</u>

- Desequilibrios Espirituales
- Desequilibrios Sentimentales
- Desequilibrios Mentales
- Desequilibrios Emocionales

La Raíz de los Desequilibrios Espirituales, Sentimentales, Mentales y Emocionales es siempre el Miedo, lo contrario al Amor. Por lo tanto la Raíz de todas las enfermedades es el Miedo (Damián Alvarez).

La explicación Metafísica de cualquier enfermedad es siempre el Miedo.

Nuestra Esencia Natural es vivir con Amor, cuando vivimos con Miedo desequilibramos nuestro ser, por lo que se enferma siempre. Primero se enferma a niveles energéticos (metafísicos), como a nivel mental, emocional, sentimental, para más tarde manifestarse esas enfermedades energéticas en enfermedades, dolores y síntomas físicos. Si el Miedo, siendo la Raíz de toda enfermedad, es lo contrario al Amor, entonces el Amor, sin lugar a dudas, es la mejor Medicina.

La Metafísica de las Enfermedades. El Miedo, Origen de toda Enfermedad:

Desequilibrios derivados del Miedo:
* Desequilibrios Espirituales
* Desequilibrios Sentimentales
* Desequilibrios Mentales
* Desequilibrios Emocionales

Desequilibrios Emocionales:
* Frustración

- Ira

Desequilibrios Mentales:

- Traumas

Desequilibrios Sentimentales:

- Penas
- Desamores

Desequilibrios Espirituales:

- Derivados de los Desequilibrios Sentimentales, Mentales y Emocionales
- Derivados de los Desequilibrios Físicos

Desequilibrios Físicos:

- Derivados de los Desequilibrios Sentimentales, Mentales y Emocionales
- Derivados de los Desequilibrios Espirituales

Enfermedades Físicas:

- Derivadas de los Desequilibrios Físicos

La Metafísica, como ya hemos visto en artículos anteriores es sencilla, es para niños.

Según la lista anterior, los Desequilibrios derivados del Miedo ocasionan Desequilibrios Espirituales que a su vez ocasionan Desequilibrios Físicos que conducen a la Enfermedad. Los Desequilibrios Físicos, al mismo tiempo, producen más Desequilibrios Espirituales, Sentimentales, Mentales y Emocionales, y por supuesto Enfermedad. Así pues, el Miedo, sin duda alguna, es el origen de toda enfermedad (Damián Alvarez).

La Metafísica de las Enfermedades. Enfermedades Físicas derivadas de Desequilibrios ocasionados por el Miedo:

Toda Pena y/o Desamor, Trauma, Frustración y/o Ira desequilibra el aspecto sentimental, mental y/o emocional del ser humano, causándole lesiones físicas graves, según el grado y la duración de tales Desequilibrios.

<u>Enfermedades Físicas derivadas de Desequilibrios Espirituales y/o Físicos:</u>

- Enfermedades de Cuerpo Completo
- Enfermedades del Sistema Nervioso
- Enfermedades Cerebrales
- Enfermedades Oculares
- Enfermedades de Ornitorrincología
- Enfermedades del Sistema Muscular
- Enfermedades del Sistema Óseo
- Enfermedades Epidérmicas
- Enfermedades del Sistema Endocrino

<u>Enfermedades Físicas derivadas de Desequilibrios Sentimentales:</u>

- Enfermedades Cardiovasculares
- Enfermedades Pulmonares
- Enfermedades del Aparato Respiratorio
- Enfermedades del Sistema Inmunitario
- Enfermedades del Sistema Endocrino

<u>Enfermedades Físicas derivadas de Desequilibrios Mentales:</u>

- Enfermedades Gastrointestinales
- Enfermedades Hepáticas
- Enfermedades Pancreáticas
- Enfermedades del Aparato Digestivo
- Enfermedades del Aparato Excretor
- Enfermedades del Sistema Endocrino

<u>Enfermedades Físicas derivadas de Desequilibrios Emocionales:</u>

- Enfermedades del Sistema Reproductor
- Enfermedades Renales
- Enfermedades del Aparato Urinario
- Enfermedades del Bazo
- Enfermedades del Aparato Circulatorio
- Enfermedades del Sistema Endocrino

Tampoco es tan importante cual es (precisamente), la raíz de una enfermedad, lo que realmente si es importante, es saber y poder sanarla.

Las investigaciones científicas intentan descubrir el origen físico de las enfermedades, pero no lo encontrarán jamás, porque el origen de las enfermedades no es físico.

Metafísica de las Enfermedades. El Amor como Medicina:

Claro está que si afirmamos que la "ausencia de amor" es la raíz de toda enfermedad, entonces cualquiera podría decir entonces que con amor se cura y se sana cualquier tipo de desequilibrio, disfunción, síntoma, enfermedad.

Pues realmente es así de fácil (escribirlo), mucho más difícil es amar en la práctica, ya que ni siquiera sabemos lo que "amor" es, ni tampoco "como se ama". Realmente no existe una definición precisa (en el diccionario), de tal medicina universal (amor), y tampoco de su dosificación (cómo se ama).

Conociendo la Anatomía Espiritual Humana, sabiendo que el ser humano es un ser espiritual creado a imagen y semejanza de Dios y que Dios es amor. Damián Alvarez llegó a la conclusión de que el amor es energía creativa ilimitada y desinteresada (como Dios, Amor), que se ama realmente cuando eres tú mismo (como Dios te creó, amor) y permites que los demás sean ellos mismos (como Dios los creó, amor).

Vivir con amor es la capacidad del ser humano de ser él mismo. Cuando eres tú mismo estás realmente amando. Entonces se puede hablar de carisma como la capacidad del ser humano de ser él mismo, la capacidad del ser humano de expresar amor. Carisma tiene el que expresa amor en todos los sentidos de su existencia. El carisma es la " dosis" necesaria con la que se debe de tomar el "amor" para sanarse y no enfermar.

Pero ¿Cómo se ama en la práctica? Conociendo la Anatomía Espiritual Humana y sabiendo que la vida fluye a través del ser humano hasta la manifestación física podemos decir que <u>se ama cuando:</u>

Chakra Corona: Amas a Dios.
Chakra Tercer Ojo: Piensas con Amor.
Chakra Garganta: Planeas, te desarrollas con Amor.
Corazón: Amas a los demás seres humanos
Chakra Plexo Solar: Te Amas a ti mismo.
Chakra Sacral: Creas, Trabajas con Amor.
Chakra Base: Amas a la Creación.

<u>Los efectos secundarios positivos de tal "medicina maravillosa" serían, sin lugar a ninguna duda, los siguientes:</u>

Chakra Corona: Plenitud, Seguridad interior, Paz espiritual.
Chakra Tercer Ojo: Paz Mental.
Chakra Garganta: Desarrollo Espiritual , Equilibrio.

Chakra Corazón: Paz, Alegría, Felicidad. Chakra Plexo Solar: Seguridad, Amor propio, Auto estima, Confianza en sí mismo, poder personal, fuerza interior. Chakra Sacral: Pasión, Fuerza Vital, Potencia Sexual. Chakra Base: Cuerpo Sano y Esbelto.

La "medicina universal" (el amor), no tiene contra indicaciones, efectos secundarios negativos y es imposible morir de una sobredosis.

Preguntas a la Primera Clase del Curso de Metafísica de las Enfermedades:

1. ¿Por qué crees tú que toda enfermedad tiene una explicación metafísica? Explica

2. ¿Cuáles son los diferentes desequilibrios energéticos causantes de las enfermedades físicas? y ¿Cuál es la raíz primera de toda enfermedad?

3. ¿Cuál sería la mejor "medicina" energética y preventiva de cualquier tipo de desequilibrio y/o enfermedad? Explica

4. ¿Cuáles serían los efectos positivos de esa "medicina" energética en la anatomía espiritual humana?

5. ¿Cuál es (a tu entender), el error que comete la medicina de escuela cuando intenta encontrar la raíz de las enfermedades y su tratamiento? Explica

METAFÍSICA DE LAS ENFERMEDADES
(CLASE II)

Enfermedades del Sistema Óseo:

El Sistema Óseo lo forman los huesos y los cartílagos. Su estructura principal son los huesos.

En el Esqueleto como así también se denomina, se manifiesta la energía proveniente de emociones, pensamientos y sentimientos dirigida por la mente para convertirse en energía mecánica, energía impulsora, o sea, en acción o manifestación (somatización de enfermedades).

El Sistema Óseo tiene varias funciones que muchas veces se pasan por alto, entre ellas están las de mantener protegidos a los órganos vitales y a los chakras. Por ejemplo las costillas protegerían no solo a los pulmones y corazón, sino que también al Plexo Solar y quizás al chakra Corazón. Las caderas protegen la vejiga, los testículos u ovarios, pero también protegen el chakra Sacro.

Otras funciones del Sistema Óseo serían las de sustentar a los tejidos blandos y además es una buena reserva de minerales necesarios para su estructura y la formación y mantenimiento de la sangre.

Está claro que es el chakra Base/Raíz el que sustenta energéticamente a este Sistema, pero también las energías espirituales procedentes del chakra Corona le afectan consideradamente.

También está claro que la función del esqueleto es el de sustentar, mantener y proteger al resto del organismo. Por lo tanto las enfermedades relacionadas con este sistema tienen que ver con el miedo a la desprotección. Por ejemplo miedo a que te maten, miedo a que te ocurra un accidente, miedo a que te roben, miedo a enfermar y envejecer o morir, miedo a pasar necesidades básicas, miedo a que te engañen.

Pero no queda ahí, un desequilibrio en el chakra Base debido a tales miedos de supervivencia pueden desequilibrar también el chakra Corona que convertiría al individuo en materialista, avaro, superficial, lo que impediría que la energía del chakra Corona "bañara" el cuerpo físico con "agua espiritual fresca" ocasionando enfermedades como Artritis, Reumatismo, Fibromialgia, etc.

También podría suceder al contrario, que personas que ya no desean vivir a causa de su edad avanzada o estados sentimentales, mentales y emocionales negativos, se refugien en el "Mundo Espiritual", desequilibrando al chakra Corona. Se evadan del Mundo Físico de tal manera que pudiera ocasionarles enfermedades como la falta de hierro en la sangre y el esqueleto o la descalcificación de los huesos. Síntomas del chakra Base desequilibrado y un desarraigo del Plano Físico y el materialismo necesario para la supervivencia.

Enfermedades y fracturas en partes específicas del esqueleto son debidas a determinados factores vitales según el órgano que protegiera ese hueso, su función física y metafísica de protección y sustento y nos ocuparemos de este tema y de forma detallada en otros capítulos bajo en próximas clases.

En general se podría acabar para entender la explicación metafísica de las enfermedades óseas con dos preguntas: ¿Qué miedos sobre nuestra supervivencia albergamos en nuestro corazón y porque nos sentimos desprotegidos?

Enfermedades del Sistema Muscular:

Los seres humanos necesitan de la musculatura para trasladarse y para manifestar físicamente sus energías creativas o destructivas, pero no muchas personas saben que tenemos hasta músculos involuntarios, o sea, que "piensan por sí mismos" sin la ayuda de nuestra mente cotidiana, y que son de vital importancia para nuestra supervivencia, como lo pudiera ser el músculo cardíaco.

Los impulsos nerviosos siguen la energía enviada por nuestro cerebro para que un músculo se ponga en movimiento, o sea, pensamiento, acción, manifestación. La definición de trabajo como energía en movimiento.

Los músculos, aparte de su función en el desplazamiento y toda acción humana, sirven también como vías de circulación de los nutrientes por todo el cuerpo. Pero eso no lo es todo, a través de los músculos circula también energía, así sea por el Sistema Nervioso, como también por el Sistema de Meridianos y Nadis.

El Sistema Muscular se asocia al chakra Base, por lo tanto su función es mantener el organismo vivo. Por ejemplo: La persona que deba de trabajar duramente para conseguir su sustento tendrá de forma natural unos músculos más desarrollados que aquella persona que no necesite trabajar para subsistir.

También y debido al movimiento energético voluntario y consciente del Sistema Muscular por la mente humana, una enfermedad en un músculo y hasta un desgarro muscular o esguince tiene una raíz metafísica, o sea, energética.

El Alma es la que "empuja" al cuerpo físico, el Alma es la que "manda". El Alma solo quiere/desea manifestarse de forma física, por lo tanto todo bloqueo energético producirá imperativamente (a largo plazo), una enfermedad física, en este caso muscular.

Los bloqueos energéticos en nuestro organismo se deben siempre al miedo, que ocasiona inseguridad, duda, variabilidad, preocupación, impaciencia, etc., etc. La inseguridad, la duda y la variabilidad (entre otros), son desequilibrios energéticos que bloquearan el flujo natural de energías por un músculo en cuestión enfermándolo.

Ejemplos de bloqueos energéticos en los músculos que derivaran en enfermedades físicas a largo plazo:

Las preocupaciones económicas (por ejemplo), bloquearan el flujo natural energético a través del músculo del muslo izquierdo ocasionando debilidad en un principio y más tarde dolor, desgarramiento y/o enfermedad.

Otro buen ejemplo es la "variabilidad": Imagínense por un momento un tutor o maestro que les enseña a sus alumnos una cosa hoy y lo contrario mañana, y pasado lo primero y al tercer día lo contrario otra vez, los alumnos se volverían locos. Pues lo mismo sucede con los músculos: Primero le enviamos energía y luego nuestra inseguridad "corta" ese flujo energético con la duda que conlleva la variabilidad. Este ejemplo puede suceder miles de veces diarias, por lo que no es de extrañar que el músculo se enferme debido a un "ir y venir" de energías que realmente solo se mueven sobre un pequeña parte determinada del músculo (y no fluyen hasta la materialización física), que no sabe cómo reaccionar y se enferma por lo tanto.

Nuestras dudas e inseguridades, como preocupaciones y variabilidad enferma nuestros músculos, pero también la inflexibilidad y la impulsividad.

Todos los "desequilibrios" citados en el párrafo anterior suelen ser solo síntomas de desequilibrios en el Sistema de Chakras Mayores. Un buen ejemplo de ello pudiera ser la inseguridad como síntoma de un Plexo Solar bloqueado o desequilibrado, que a su vez se manifestara en una enfermedad muscular.

Acordaos que el Plexo Solar es tu Ego aquí y ahora, y si lo tienes bloqueado no tendrás seguridad en ti mismo. Entonces, si una duda puede bloquear el flujo energético en un músculo determinado, el músculo entonces se debilitará y en caso de un accidente o cualquier "movimiento en falso" será el que saldrá dañado. Así que los "accidentes" metafísicamente no siempre son accidentes.

La explicación metafísica primera de cualquier enfermedad muscular la podemos encontrar el Sistema de Chakras y casi siempre en el Plexo Solar y Sacro. Los Síntomas determinados en los músculos son debidos siempre a bloqueos energéticos ocasionados por la inseguridad en todas sus formas.

Por lo tanto, sanando el Plexo Solar, así la persona en cuestión recupera la seguridad en sí mismo y su poder de decisión, evitará los síntomas energéticos (dudas, impaciencia, variabilidad, etc.), que pudieran conducir a una enfermedad muscular.

Enfermedades del Sistema Reproductor:

Metafísicamente el Sistema Reproductor no solo se refiere a la concepción, procreación y el mantenimiento de la nueva criatura recién nacida a través de la leche materna. El Sistema Reproductor se tiene que estudiar desde una perspectiva más amplia y de una forma holística.

Todo proceso de renacimiento en el organismo humano como la renovación celular, el nacimiento de bello corporal, el desarrollo del infante en la pubertad, o sea, una actividad creadora nueva, única.

Toda actividad creadora implica de forma automática un desarrollo. Todo desarrollo implica una energía creadora tras éste.

Los órganos físicos asociados al Sistema Reproductor son en el hombre: el pene, los testículos, el escroto, etc., en la mujer son la vagina, el clítoris, los ovarios, la matriz y las mamas. Tanto los órganos sexuales masculinos como los femeninos se pueden considerar activos, creativos. La anterior postura se basa en que tanto los órganos reproductores masculinos y femeninos son creadores de vida. Los genitales masculinos se podrían considerar el primer órgano creativo durante el acto sexual y los órganos femeninos tomarían la responsabilidad creadora durante y después de la concepción, durante el embarazo, el parto y el amamantamiento.

También debemos citar que en toda creatividad está implicado el Sistema Circulatorio, que Metafísicamente está asociado a la vida: La sangre es vida. El movimiento de la sangre implica vida y salud. El acto sexual está unido a la excitación sexual que produce el aumento de flujo sanguíneo en los órganos sexuales, tanto del hombre como de la mujer (erección y sensibilidad en pechos y pezones del hombre, y aumento y sensibilidad en la vagina, en el clítoris, pechos y pezones de la mujer).

Metafísicamente, la excitación sexual es aumento de la capacidad de vivir en un momento determinado de la vida, o sea, un aumento de la creatividad y por lo tanto del desarrollo implicado en/o tras esa creatividad.

Así pues, todo problema, enfermedad, disfunción en el Sistema Reproductor implica un desequilibrio directo en la creatividad y productividad, y un desequilibrio indirecto en el desarrollo, así sea físico, emocional, sentimental y/o espiritual del individuo afectado.

El Sistema Reproductor está asociado a dos centros energéticos mayores de la Anatomía Espiritual Humana: Por una parte tenemos el chakra Sacro o Sacral que suministraría energéticamente a los órganos sexuales y al aparato urinario, y que también se asocia al Aparato Circulatorio y que es la sede de la creatividad, la sexualidad y las emociones.

Por otra parte tenemos el chakra Corazón que suministra de energía a los pechos y corazón. Asociado al Sistema Inmunitario y al Aparato Respiratorio, sede de los sentimientos,   amor,   valentía.
El chakra Sacral se desequilibra y/o bloquea a causa de las frustraciones, desengaños y desgasta su energías creativas a través de la ira, el rencor, la rabia.

El chakra Corazón se desequilibra y/o bloquea a causa de penas, desamores, perdidas sentimentales y a causa del miedo (que literalmente lo "ahoga").

Enfermedades del Sistema Nervioso:

El Sistema nervioso está compuesto de una gigantesca "red" de tubos energéticos que principalmente tienen dos funciones:
Una de las funciones del Sistema Nervioso sería el control del cuerpo físico a través de mensajes que le envía el cerebro.

La segunda función es la capacidad de comunicación que el cerebro tiene para obtener información sobre lesiones, enfermedades, cambios de temperatura, contacto con otros seres, contacto con el medio ambiente, ataques exteriores, etc. hasta del más recóndito lugar del cuerpo físico. Esta información llega al cerebro gracias a esa "red" de tubos energéticos que componen el Sistema Nervioso y que abarca todo el cuerpo físico.

Nuestro cuerpo físico está preparado para repeler cualquier forma de ataque exterior, está muy bien protegido con los "vigilantes" que avisan al cerebro de cualquier cambio supuestamente dañino (comunicación), para que el cerebro envié información a los órganos o partes del cuerpo agredidas para solventar el problema (control).

La información de ida y vuelta del cerebro a los nervios se sucede (supuestamente), a la velocidad del pensamiento y es energética. Por ejemplo si el Sistema Nervioso le "dice" al cerebro que "el dedo pulgar de la mano izquierda se está quemando", el cerebro entonces informará automáticamente al dedo que se aparte de la llama que lo está quemando.

Durante las sensaciones que el cerebro obtiene desde el sentido del tacto (las sensaciones placenteras) también el cerebro envía información al cuerpo físico pero para que se relaje, se entregue, disfrute de esas sensaciones como lo pudieran ser caricias, besos, etc.

También ocurre al revés, que gracias a la información que recibe el cerebro de las sensaciones físicas placenteras vía el Sistema Nervioso, produce hormonas de placer (endorfinas). Realmente el Sistema Nervioso es el que le dice al cuerpo físico "esto es bueno para ti", disfrútalo y "esto es malo para ti, evítalo".

Pero no queda ahí, sino que el Sistema Nervioso también informa al cerebro de lo que sucede en el interior del ser humano. Si desea ir al baño, si tiene hambre, si algún órgano está cansado o enfermo, etc.

La transmisión energética para la comunicación con y control del cuerpo físico (Sistema Nervioso), se sucede gracias al cerebro, médula espinal y la red del sistema nervioso periférico.

En el control del Sistema Nervioso (se supone), estarían involucrados todo el Sistema de Chakras mayores: El cerebro lo rige el chakra del Tercer Ojo, La comunicación, el chakra de la Garganta la respiración (trabajo inconsciente), estaría gobernada por el chakra del Corazón.

La digestión (trabajo inconsciente), por el Plexo Solar. Las sensaciones placenteras las podríamos asociar al chakra Sacral.

El mantenimiento del cuerpo físico (gracias a la red de comunicaciones del sistema nervioso periférico), lo podemos asociar al chakra Base.

La médula espinal, situada precisamente donde la Línea Hara se aposenta, estaría relacionada con la vida y su conservación.

Aunque si entendemos la médula espinal y el sistema nervioso periférico como una extensión del cerebro, entonces el Sistema Nervioso estaría relacionado única y exclusivamente con el Tercer Ojo.

Pero el Sistema Nervioso no solo trabaja para mantener en buenas condiciones el cuerpo físico, sino también para hacer realidad sus sueños, para que alcance sus metas, para que disfrute y su vida sea lo más placentera posible.

Todo lo que es placentero es bueno para la supervivencia del hombre y de la especie. Claro está sin desviaciones, perversiones o aberraciones. Tan solo es así, lo bueno nunca ha sido malo, y esto lo sabe el cerebro y lo utiliza para mantener el cuerpo físico en las condiciones más idóneas.

Sin entrar en las lesiones/daños microscópicos de la red nerviosa, la médula espinal y/o el cerebro ocasionadas por accidentes, podemos decir que metafísicamente las enfermedades del Sistema Nervioso son debidas a:

- Mala integración con el ambiente y con sigo mismo.

- Mala comunicación con los demás y sí mismo

- Poca aceptación de los demás y de sí mismo.

- Dificultades a aceptar los cambios. Problemas de adaptación, desarrollo.

- Miedo a las relaciones físicas.

- Poco amor propio. Poca valoración Personal.

Las causas metafísicas de las enfermedades citadas anteriormente podrían desarrollarse en enfermedades físicas, emocionales, sentimentales y espirituales:

Estrés
Nerviosismo
Irritabilidad
Convulsiones
Calambres musculares
Calambres en los órganos internos
Problemas digestivos
Problemas respiratorios
Problemas sexuales, urinarios y de excreción
Problemas motores
Atrofias musculares
Paraplejias
Tic nerviosos
Parkinson
Dislexia
Etc.

Para mantener el Sistema Nervioso en las mejores condiciones posibles tenemos que hacernos consciente de cuáles son nuestros deseos y necesidades y solventarlas para obtener con ello auto estima, amor propio, seguridad en nosotros mismos y valoración personal. Mantener una buena comunicación con los demás, sin miedos ni tabúes y disfrutar al máximo de la vida haciendo realidad tus sueños.

Preguntas a la Segunda Clase del Curso de Metafísica de las Enfermedades:

1. Metafísicamente, ¿a qué son debidas las enfermedades del Sistema Nervioso?

2. ¿Por qué, a tu entender, en el control del Sistema Nervioso está involucrado todo el Sistema de Chakras? Explica

3. ¿De qué manera trabaja el Sistema Nervioso para proteger al cuerpo físico de daños exteriores? Explica

4. ¿Por qué se consideran los órganos sexuales como creativos? Explica

5. ¿Cuál es la explicación metafísica de la excitación sexual?

6. ¿A qué dos centros energéticos (chakras mayores), se asocia el Sistema Reproductor? Explica

7. ¿Qué chakra se debe de sanar para solventar las enfermedades musculares, y `por qué?

8. ¿Por qué se enferman los músculos? Explica

9. ¿Qué dos chakras mayores sustentan al Sistema Óseo, y qué es lo que desequilibra estos centros energéticos?

10. ¿Qué funciones, que pocas veces se le atribuyen, desempeña el Sistema Óseo? Explica

METAFÍSICA DE LAS ENFERMEDADES
(CLASE III)

Enfermedades del Sistema Endocrino:

El Sistema Endocrino es el más importante del organismo en lo que se refiere al mantenimiento energético del cuerpo físico. El Sistema Endocrino trabaja junto a los demás sistemas del organismo para mantenerlo en perfectas condiciones.

El trabajo del Sistema Endocrino es producir e inyectar hormonas específicas directamente en la sangre según las necesidades de los órganos internos, que las absorberán para mantenerse equilibrados.

Cualquier afección en el Sistema Endocrino nos induce a pensar en que aspecto de nuestras vidas estamos desequilibrados.

Aunque todavía no se ha podido entender por completo el funcionamiento del Sistema Endocrino, los Terapeutas/Sanadores saben que cada glándula endocrina (o varias), están directamente asociadas a un centro energético específico del Sistema Mayor de Chakras. Por lo tanto sabiendo con que chakra tiene relación una glándula endocrina y que es lo que desequilibra ese chakra, podemos saber la explicación metafísica de los desequilibrios en cada glándula endocrina.

Existe una glándula endocrina, que bien podemos llamar "glándula endocrina mayor" que controla todo el ritmo metabólico y es la glándula Tiroides.

<u>Las Glándulas Endocrinas son:</u>

- La Pineal
- La Pituitaria
- El Hipotálamo
- La Tiroides
- La Timo
- Las Mamarias
- El Páncreas
- Las Renales
- Las Suprarrenales
- Los Testículos/Ovarios

<u>Las Glándulas Endocrinas y el Sistema de Chakras Mayores:</u>

- Chakra Corona: Pineal
- Tercer Ojo: Hipotálamo, Pituitaria
- Chakra Garganta: Tiroides, Para-tiroides
- Chakra Corazón: Timo, Mamarias
- Plexo Solar: Páncreas
- Chakra Sacro: Testículos, Ovarios, Renales
- Chakra Base: Suprarrenales

<u>Desequilibrios en el Sistema de Chakras Mayores:</u>

- Chakra Corona: Desequilibrios en el Desarrollo Espiritual, nuestra relación con Dios.

- Tercer Ojo: Desequilibrios en el control y dirección de nuestra vida

- Chakra Garganta: Desequilibrios en la comunicación, el aprendizaje y el desarrollo creativo.

- Chakra Corazón: Desequilibrios Sentimentales.

- Plexo Solar: Desequilibrios de seguridad en sí mismoy autoestima.

- Chakra Sacro: Desequilibrios emocionales y en la expresión creativa y sexual.

- Chakra Base: Desequilibrios en el mantenimiento del cuerpo físico.

Los Terapeutas/Sanadores también saben que un chakra desequilibrado afecta a su chakra posterior y anterior, y al chakra con el que está relacionado, desequilibrando a la larga el Sistema de Chakras mayores por completo, por lo que el tratamiento o la interpretación metafísica de las enfermedades asociadas al Sistema Endocrino se deberá de estudiar y tratar de forma Holística.

Por ejemplo, una persona que padezca una enfermedad asociada a la glándula Tiroides (Chakra Garganta. Desarrollo creativo, comunicación), implicaría un desequilibrio también en las glándulas renales (Chakra Sacro. Expresión creativa), debido a un desequilibrio en el Páncreas (Plexo Solar: Seguridad en sí mismo) a causa de un desequilibrio en la glándula Timo (Chakra Corazón. Poco amor propio), que induciría a un desequilibrio en el Hipotálamo (Tercer Ojo. Pérdida de control sobre la vida), que afectaría a la glándula Pineal (Chakra Corona. Separación de Dios) y acabaría afectando a las glándulas Suprarrenales (Chakra Base. Descuidado del cuerpo físico).

Realmente el Sistema Endocrino es un Sistema Espiritual Energético, al que solo lo sustenta y mantiene las energías divinas y nuestra "administración" de esas energías divinas mediante nuestros pensamientos, sentimientos, emociones y actuaciones.

Si la energía divina se mantiene equilibrada en nuestro organismo así pues se mantendrá equilibrado el Sistema   Endocrino.
También podríamos pensar que nuestra espiritualidad es el " aparato" que mantiene el " aparato" que mantiene nuestro cuerpo sano. Si el Sistema Endocrino se enferma es que, de alguna manera, estamos espiritualmente enfermos...

Enfermedades del Aparato Digestivo:

El Aparato Digestivo es el que ingiere y digiere los alimentos para transformarlos en energía que sustentará al cuerpo físico.

El Aparato Digestivo se compone del esófago, el estómago, los intestino, el páncreas, el hígado y la vesícula biliar. El centro energético que sustenta al Aparato Digestivo es el chakra mayor denominado Plexo Solar y representa la seguridad en sí mismo del individuo. Un Plexo Solar fuerte y equilibrado no tendrá ningún problema de ingestión o absorción, ni de alimentos, ni de vida, ya que está muy seguro de sí mismo y sabe lo que tiene que ingerir y digerir.

Todos las enfermedades del Aparato Digestivo estarán en estrecha relación con la seguridad en sí mismo del individuo en cuestión:

- Enfermedades del Esófago: Inseguridad con sigo mismo. Poco amor propio.

- Enfermedades del Páncreas: Inseguridades materiales. Inseguridad en sí mismo.

- Enfermedades del Hígado: Inseguridad con respecto a los demás. Miedo a las críticas ajenas.

- Enfermedades del la Vesícula Biliar: Inseguridades en general. Miedo a equivocarse.

- Enfermedades del Estómago: Inseguridad en lo que debemos de aceptar y rechazar.

- Enfermedades del Intestino: Inseguridad en lo que se debe de eliminar, deshacer.

El Plexo Solar débil, bloqueado y/o desequilibrado acarreará automáticamente problemas en uno o varios órganos de los que forman el Aparato Digestivo, según sean los diferentes tipos de inseguridad del individuo, desequilibrando con ello a todo el organismo por defecto de energía.

La explicación metafísica de las enfermedades relacionadas con el Aparato Digestivo tiene que ver pues con el grado de seguridad en sí mismo del ser humano. La explicación metafísica del Aparato Digestivo sería la capacidad del ser humano para ser él mismo y mantenerse en esa postura, con una elección propia de saber lo que desea en su vida (misión vital), y llevarla a cabo sin que nada impuesto exteriormente lo pueda detener. Con otras palabras, un Aparato Digestivo sano es el de aquella persona tan segura de sí misma que sabe quién es, de donde viene, donde está, que desea, hacia donde va y se siente satisfecha y orgullosa con ello.

Enfermedades del Aparato Circulatorio:

El Aparato circulatorio se compone principalmente de la sangre, que contiene los nutrientes que alimentarán a los órganos. El corazón, que es la bomba que mantiene la sangre en movimiento para que llegue a todas las partes del cuerpo. Y las venas, arterias y capilares, que son canales o tubos por donde circula la sangre hasta los diferentes órganos y otras partes del cuerpo.

El Aparato Circulatorio implica circulación y la sangre con sus nutrientes implica mantenimiento de la vida física. Por lo que deducimos que la sangre es vida.

Si la vida fluye entonces fluirá la sangre perfectamente y al contrario, si no fluye la sangre no fluye la vida. Metafísicamente la sangre significa vida y el Aparato Circulatorio representa el estado de la vida del ser, pero no solo físico, sino también espiritual, sentimental, mental y, sobre todo emocional.

El chakra mayor que sustenta con energía al Aparato Circulatorio es el chakra Sacral, la sede de las emociones, las pasiones, la creatividad y la sexualidad.

Las emociones y las pasiones sanan empujan a la creatividad y la sexualidad. Las emociones negativas, en cambio, son destructivas y perversas. El equilibrio o desequilibrio del chakra Sacral refleja el estado de salud emocional del individuo y del estado de salud del Aparato circulatorio, o sea, el estado de salud en general de una persona determinada, el estado de salud de su vida.

Cualquier enfermedad asociada al Aparato Circulatorio refleja una falta de vitalidad en algún aspecto de nuestra vida o en la vida en general. Lo anterior se refleja emocionalmente en frustraciones e impotencia. La tensión sanguínea baja refleja una vida muy superficial, sin anhelos ni deseos profundos, una vida vacía, monótona, sin aspiraciones.

La tensión sanguínea alta refleja un exceso o defecto de movimiento, de creatividad, de emociones. ¿La carga emocional es muy pesada o es que somos unas personas muy sedentarias, conformistas, perezosas, a las cuales nos cuesta vivir?.

La vida es dinámica, la sangre es vida, la sangre tiene que fluir para vivir. Tenemos que vivir para que la sangre fluya. En la Biblia se dice que el alma está en la sangre, y es realmente el alma la que empuja el cuerpo físico a vivir.

La explicación metafísica del Aparato Circulatorio sería la pasión de vivir. Cuando vives apasionadamente es cuando realmente vives. El enamoramiento es poder de vida, es energía creativa, emociones sanas, fuertes, seguras, apasionadas.

Si deseas no tener ninguna enfermedad circulatoria, entonces enamórate de Dios, de la vida, de tu pareja, de la humanidad, del planeta y de ti mismo; y vive apasionadamente como si cada día fuera el primero de tu vida.

Enfermedades del Aparato Respiratorio:

La respiración es indispensable para vivir, pero no solo el oxígeno nos mantiene vivos y sanos, sino la energía "chi" o "ki" que existe en el aire, o mejor dicho en el Cuerpo Energético Universal. Realmente respiramos energía, respiramos vida.

El Aparato Respiratorio se compone entre otros, de los siguientes órganos: Los pulmones, la laringe, la tráquea y los bronquios.

El Aparato Respiratorio tiene dos funciones: La una, sería oxigenar el organismo. La otra, sería la eliminación del dióxido de carbono del cuerpo. En otras palabras, el aparato Respiratorio asume la responsabilidad del intercambio gaseoso en el organismo.

La capacidad de respiración del individuo demuestra su capacidad de vivir, de valerse por sí mismo. Cuanto más y mejor respira una persona más activa y más rica es su vida. La asimilación de oxígeno está estrechamente ligada a la sangre (vida). Cuanto más oxígeno en la sangre, de mejor calidad sería la vida. O sea, cuanto mejor respiremos mejor estaremos viviendo.

Al Aparato Respiratorio lo mantiene energética mente el chakra mayor llamado Corazón. En el chakra Corazón se sitúan los sentimientos, así sean de paz, amor y felicidad o pena, miedo y tristeza. También la valentía del vivir.

La Línea Hara también desempeña un papel importante en la respiración, ya que por la Línea Hara fluye la vida. Cuanto más calmada y profunda sea nuestra respiración, más sosiego y disfrute obtendremos con y de la vida. No es lo mismo respirar solo con la nariz, solo con la garganta, solo con los pulmones que respirar hasta el abdomen o hasta la punta de los dedos de los pies. La respiración de ida y vuelta desde la Estrella del Alma hasta la Estrella de la Tierra a través de la Línea Hara, no solo oxigena todo el organismo sino también el alma, y además limpia tanto al cuerpo físico como a los cuerpos energéticos espirituales de toxinas y energías negativas, manteniendo al ser humano en estado puro.

Problemas en el Aparato Respiratorio son debidos principalmente a las dificultades del ser humano de interpretar y expresar para su bienestar diferentes aspectos de la vida. Por ejemplo: Si una persona no respira más abajo del chakra Corazón, entonces esa persona está viviendo solo a medias y demuestra que su Sistema de Chakras Mayores está bloqueado desde el chakra Corazón hacia abajo. Una persona realmente vive al cien por cien cuando puede respirar con su Sistema de Chakras Mayores al completo.

El Sistema de chakras es energético y lo mantiene (entre otras fuentes), la energía que el organismo obtiene a través de la respiración. El Sistema de chakras es el que sustenta al cuerpo físico con energía, con vida. Cuanto más energía, más vida.

Las enfermedades respiratorias suelen ser manifestaciones de opresiones sentimentales sean exteriores (amenazas, maltratos, proteccionismo excesivo). o interiores (sentimientos de culpa, mala conciencia, sentimientos de victima), o de cualquier otro tipo.

La persona que respira bien, también vive bien, o sea, como un ser creado a imagen y semejanza de Dios en desarrollo dinámico, que acepta y vive con amor, muy segura de sí misma en lo que desea de su vida y de cómo conseguirlo, que actúa de forma creativa y apasionada para que sus metas se manifiesten en el mundo físico para su bien, el bien del planeta y de toda la humanidad.

Metafísicamente, las enfermedades asociadas al Aparato Respiratorio tienen que ver con las limitaciones impuestas en la vida por prejuicios, tabúes, miedos, inseguridades, vergüenzas.

La metafísica del Aparato Respiratorio tiene que ver con la valentía de vivir, de vivir libremente.

No tengas miedo a respirar (a vivir), relájate y disfruta de cada segundo de tu vida con todos los poros de tu piel y grita a los cuatro vientos que ¡la vida es maravillosa!.

Enfermedades del Aparato Excretor:

Las funciones del Aparato Excretor son filtrar los productos de desecho del metabolismo del organismo y la eliminación del cuerpo de los mismos.

El Aparato Excretor lo compone principalmente los riñones, la vejiga y los intestinos. Los órganos pertenecientes al Aparato Excretor están asociados a los chakras mayores Sacro y Base. Tanto el chakra Sacral como el Base son fuentes de energía que necesita el Aparato Excretor organismo para deshacer el desecho del cuerpo y así mantenerse vivo. Esta energía, sobre todo la que aporta el chakra Base es una energía de supervivencia autónoma.

Las funciones del Aparato Excretor son inconscientes, aunque puede existir un ápice de emociones en ello. También sabemos que toda manifestación o movimiento físico requiere una energía más elevada (quizás espiritual) tras esa dinámica.

Los problemas urinarios o de defecación los asociamos por tanto a desequilibrios emocionales y físicos, a desequilibrios en los chakras Sacro y Base.

La metafísica de las enfermedades relacionadas con el Aparato Excretor tiene que ver con la capacidad del ser humano de sobrevivir, dejando atrás (desechando), y escogiendo (filtrando) lo que no necesita de la vida o lo que ya no le hace falta para su desarrollo y mantenimiento.

Las personas con enfermedades asociadas al Aparato en cuestión suelen ser personas muy aferradas a sus emociones antiguas y negativas, aferradas a enseñanzas erróneas y a ideales perdidos. Personas que no desean "limpiar" su vida para seguir adelante.

Padecer de estreñimiento, por ejemplo, significaría que la persona no desea eliminar de su vida aquello que le perjudica y ya no le hace falta, las diarreas crónicas, en cambio, reflejaría las actitudes de una persona que se lo cree todo, o que no se cree nada, que se lo traga todo y está en una purga constante.

El miedo a ser herido emocionalmente (chakra Sacro), el miedo al engaño, la pérdida (chakra Base), nos lleva a mantenernos en posturas, que aunque no sanas, sean absolutas y obsoletas como lo pudieran ser enseñanzas y tradiciones sin fundamento. El miedo a lo nuevo, a no estar a la altura de las circunstancias hace que nos agarremos a lo viejo (donde nos sentimos seguros) aunque sea perjudicial para nosotros.

La salud del Aparato Excretor estaría marcada por una vida dinámica donde se pudiera escoger libremente, elegir lo que deseamos y rechazar lo que no deseamos, cambiar hacia mejor, renunciar a lo pernicioso, tener buena capacidad de decisión para poder dejar atrás todo aquello que ya no nos sirve en nuestro desarrollo personal, así sean cosas materiales, relaciones e ideas.

Preguntas a la Tercera Clase de Metafísica de las Enfermedades:

1. ¿Cuáles son las glándulas endocrinas? Asócialas al Sistema de Chakras Mayores

2. ¿Por qué, tanto la enfermedad, la salud y la explicación metafísica de las enfermedades debe de ser holística? Pon ejemplos

3. Diferentes enfermedades del sistema digestivo y su explicación metafísica.

4. ¿Por qué la "sangre es vida"?

5. ¿Qué "partes" de la Anatomía Espiritual se asocian al Aparato Respiratorio y por qué?

6. Explicación metafísica de las enfermedades asociadas al Aparato Excretor..

METAFÍSICA DE LAS ENFERMEDADES
(CLASE IV)

Diagnóstico Metafísico. Estados Espirituales. Fanatismo, Criminalidad, Destrucción:

Para diagnosticar de forma metafísica los "Estados Espirituales" nos basaremos en el estado de salud de los chakras mayores llamados Garganta, Tercer Ojo y Corona.

Para entender mejor mi postura debemos saber que existen los llamados "chakras espirituales" y los llamados "chakras físiscos" y que están relacionados entre ellos.

Los "chakras físicos" serían el Base o Raíz, el Sacro o Sacral y el Plexo Solar. Los "chakras espirituales" serían el Garganta, el Tercer Ojo y el Corona.

El chakra Corazón sería la frontera entre los "chakras físicos" y los "chakras espirituales", aunque los sentimientos "físicos" que parten del chakra Corazón también afectan a nuestra espiritualidad.

Cada "chakra espiritual" está directamente conectado a un "chakra físico", así pues la salud de uno afecta al otro. Las relaciones entre los chakras son Corona y Base, Tercer Ojo y Plexo Solar y Garganta y Sacro.

Podríamos decir que la salud física, emocional, mental y sentimental está basada en nuestra espiritualidad, pero a su vez nuestra salud física, emocional, mental y sentimental también afecta a nuestra vida espiritual.

Los siguientes ejemplos aclararán la cuestión:

Si una persona no utiliza sus energías creativas (chakra Sacro), no se podrá desarrollar (chakra Garganta).

Si una persona es muy materialista (chakra Base), no se acercará a Dios (chakra Corona).

Si una persona tiene un ego débil, herido (Plexo Solar) no tendrá pensamientos espirituales (Tercer Ojo).

La vida fluye a través del ser humano a la velocidad del pensamiento desde arriba hacia abajo: Energía Divina – Pensamiento – Planeamiento – Amor – Satisfacción - Creación-Manifestación.

Una persona con pensamientos negativos (Tercer Ojo desequilibrado), podrá crear un ego fuerte pero un ego negativo (Plexo Solar desequilibrado). y planeará de forma negativa (chakra Garganta desequilibrado), para destruir o crear destrucción (chaktra Sacro desequilibrado), y se manifestará (chakra Base desequilibrado), el caos.

Pero ¿Cómo o porqué se desequilibran los "chakras espirituales".

Recibimos una educación física y no una educación espiritual. No existe en este mundo comercial, materialista un equilibrio entre lo físico y lo espiritual. La mayoría de las personas son muy físicas y poco espirituales, por lo tanto, son capaces de cualquier cosa por obtener ganancias materiales, porque les han educado que la riqueza más importante es la física.

Un pensamiento espiritual sano debería de ser "Que todos los seres humanos puedan sustentarse de forma digna". Un pensamiento espiritual enfermo sería "A mi que me importan los demás, que se jodan, mientras yo lo esté pasando bien".

Un planeamiento espiritual sano debería de ser "Si pudiéramos descubrir un método para evitar todas las enfermedades del mundo, así que no muriera ningún niño". Un planeamiento enfermo sería "Con la contaminación medio ambiental aumentaran las enfermedades, así que tengo el futuro resuelto, gracias a las medicinas que yo vendo, como".

En los ejemplos anteriores vemos que, a causa de una educación materialista nos convertimos en monstruos y vivimos como monstruos, en vez de como seres espirituales creados a imagen y semejanza de Dios, o sea, Amor.

La criminalidad en todos los aspectos (aunque no siempre penalizada), es un síntoma grave de una enfermedad espiritual. Ejemplos de personas espiritualmente enfermas podrían ser: Aquél que planea robos, aquél que planea enfermar para luego ganar dinero a costa de las enfermedades de los demás y que él mismo ha creado, aquel que inventa armas, las fabrica y las vende, aquél que se inventa guerras para arrebatar, robar y controlar, aquél que destruye la naturaleza para crear con hormigón tan solo por beneficio económico propio, etc., etc., etc.

Las personas espiritualmente enfermas tienen, claro está, el chakra Corona, Tercer Ojo y Garganta (chakras espirituales) desequilibrados y se les podría tratar con terapias de sanación y guía de vida. Cambiarían por supuesto y se sanarían, pero acostumbran a estar tan lejos de lo que "espiritual es", que solo viven para comer, ir al baño, tener sexo y contar su dinero. Una vida realmente pobre, muy pero que muy pobre.

El contagio por interacción energética también es un hecho. Existe un dicho popular que hace hincapié en que "si quieres ser rico tienes que mear con los ricos" y tiene toda la razón. Pero que quede claro que no se trata de que los ricos estén espiritualmente enfermos, existen ricos muy espirituales, (realmente todos deberíamos ser ricos), sino de que todo tipo de criminalidad es contagiosa. Estar cerca de una mente enferma puede enfermar tu mente, estar cerca de un espíritu enfermo puede enfermar tu espíritu y convertirte en un ser de la misma calaña.

Está demostrado que las ondas cerebrales de un Sanador y un paciente vibran hasta compaginarse de forma perfecta durante la Terapia. ¿Por qué no iba a ser posible lo contrario también?, o sea, que las ondas cerebrales de un criminal pudieran afectar de forma negativa a otros cerebros hasta convertirlos a ellos también en criminales. La historia está llena de muchos ejemplos, de personas que han seguido a otras personas y ahora siquiera lo entienden.

Pero no queda ahí, los ataques psíquicos, la contaminación psíquica, las brujerías y los ataques de seres espirituales negativos acarrean estragos en el alma humana.

Para no alargarnos ya que no es el tema pondremos algunos buenos ejemplos de brujerías clásicas:

"El embotamiento mental" (para evitar que la victima piense de forma coherente).

"El anclado psíquico" (anclar pensamientos negativos en el cerebro de la victima).

"La venda en los ojos" (para que el recipiente de la brujería no vea lo que hace, ni lo que sucede a su alrededor).

"El nudo en la garganta" (para que la víctima no pueda hablar, ni planear, aprender, ni escribir, ni enseñar)

"El clavo en la lengua" (eliminar la comunicación del afectado por la brujería)

"La Horca" (para ahogar al receptor de la brujería y no se pueda desarrollar de forma positiva).

Toda persona que sospeche una brujería deberá acudir a un Maestro o Terapeuta Sanador experimentado.

Todas aquellas personas que, por mucho dinero y posesiones materiales que tengan, no se sientan completas, llenas, felices, realizadas, sino que se sienten vacías, infelices, sin motivación, sin ganas de vivir, con la sensación de "todo ¿para qué?" y que no se sientan realizadas por muchos triunfos económicos, de carrera, etc. que hayan obtenido, lo más probable entonces será que esas personas están espiritualmente enfermas y necesitan Sanación y Guía de Vida.

" Darle a Dios lo que es de Dios y al César lo que es del César". Esta frase de Jesús ilustra muy bien el equilibrio entre el mundo físico y el espiritual".

Tenga en cuenta que casi todos los desequilibrios espirituales son debidos al egoísmo y avaricia desmesurada del ser humano y que la riqueza física es la más baja de todas las riquezas.

No solo de pan vive el hombre...

Diagnóstico Metafísico. Estados Sentimentales. Pena, Tristeza, Miedo:

El diagnóstico metafísico de los desequilibrios sentimentales se basará en que siempre es debido a pérdidas importantes asociadas a las relaciones humanas, aunque también pueden causar pena o tristeza la pérdida de cualquier ser vivo con el que el ser humano esté relacionado sentimentalmente, o sea, que le tiene cariño, como podría ser la pérdida de un animal de compañía o la de una planta o árbol y su causa primera es siempre el miedo.

Todos los estados sentimentales están asociados al chakra mayor llamado Corazón (sede del amor), y lo que desequilibra este centro energético son las penas, los desamores y cualquier otra perdida sentimental importante.

La pena, el desamor, el sentimiento de pérdida está ocasionado siempre por el miedo, lo contrario al amor. Así pues, el miedo es lo que realmente desequilibra y/o bloquea el chakra Corazón.

Si por ejemplo pierde la vida una persona a la que no amamos, entonces esa situación no nos causa pena, pero si deja la encarnación física algún ser al que realmente amamos, entonces sí que sufrimos tristeza y pena. El miedo a quedarnos solos en la vida a causa de un ser querido que muere, a que nos dejen solos a causa de que creemos que no valemos, (en el caso de desamores), el miedo que produce el apego y desapego "obligado" a otros seres amados nos produce sufrimiento.

Pero también debe de quedar claro que cualquier tipo de miedo desequilibra y/o bloquea el chakra Corazón: Miedo a la muerte, miedo a enfermarnos, miedo a envejecer, miedo a perder el trabajo, miedo a que no nos amen, miedo a que nos desprecien, miedo a ser utilizados, etc., etc. En estos casos, la causa del miedo es siempre la falta de amor propio.

El chakra Corazón también puede desequilibrarse y/o bloquearse a causa de la "Interacción Energética" y la "Resonancia Energética con los chakras Corazón "enfermos" de otras personas, pero solo con las personas a las que amamos. Si por ejemplo se deprime o tiene ataques de angustia alguna persona a la que amamos, entonces nuestro chakra Corazón podrá desequilibrarse causándonos también angustia y depresión a nosotros mismos por "Resonancia Energética". La explicación del ejemplo anterior es sencilla: La "Interacción Energética" entre los chakras Corazón de dos seres humanos se sucede solo si esas personas se aman, o una explicación más sencilla sería que solo nos conectamos con nuestros corazones a las personas a las cuales amamos, y por eso, sus sufrimientos nos afectan a nosotros también de forma negativa.

Todos los síntomas sentimentales y físicos derivados de un chakra Corazón desequilibrado como lo pudieran ser depresión, angustia, taquicardias, problemas respiratorios, presión en el pecho, dolor en el corazón, asma, etc. son contagiosos a nivel energético entre las personas conectadas a nivel sentimental.

Los Maestros y Terapeutas Sanadores también pueden sentir los síntomas sentimentales y físicos ocasionados por desequilibrios en el chakra Corazón de cualquier persona, aunque no la "amen", eso se sucede porque la conexión energética entre un Sanador y el receptor de la Terapia es Amor en cualquier y todos los casos. La Sanación es Amor siempre.

Existen también brujerías dirigidas a hacer daño en el chakra Corazón de otras personas, las clásicas serían la "puñalada en el pecho o la espalda" o "sembrar miedo entre los corazones de las parejas" para que se separen.

En cualquiera de los casos, los estado sentimentales se sanan amando, pero amando de verdad, sin apegos, ni intereses. El amor de verdad no posee y es totalmente desinteresado, por lo que no puede hacer daño a nadie. Una buena guía: Amar a Dios, Pensar con Amor, Desarrollarse con Amor, Amar a los demás, Amarse a sí mismo, Crear con Amor y Amar a la Creación. La mejor protección y la clave contra el miedo es "Amarás a Dios sobre todas las cosas" y Amarás a tu prójimo y (como), a ti mismo".

Diagnóstico Metafísico. Estados Mentales. Inseguridad, Complejos, Vergüenza, Timidez, Negativismo:

Con el diagnóstico metafísico de los "estados mentales" nos referimos a todo aquél desequilibrio del ego del ser humano. Tenga en cuenta que nuestro ego es "nuestro yo aquí y ahora". Con el ego interpretamos el mundo. Si tenemos un ego fuerte, confiaremos en nosotros mismos, en la vida, en Dios. Nos apreciaremos por quienes somos, nos valoraremos, tendremos seguridad en nosotros mismos y nuestra vida será positiva.

El ego de ser humano se asocia al centro energético (chakra) Plexo Solar, por lo tanto un Plexo Solar fuerte y sano será fuente de triunfos que lo hará más fuerte y seguro cada vez, en cambio un Plexo Solar débil afecta al ser de tal forma negativa que lo podría hasta hundir en la miseria. El chakra del Plexo Solar forma parte de la anatomía espiritual humana y se encuentra dentro de lo que se llama Cuerpo Mental, la sede de nuestros pensamientos, así sean "monstruos mentales" o "energía psíquica positiva".

Gracias (o por desgracia algunas veces), al Plexo Solar entendemos el mundo, la vida, así como nos han educado. Dos personas con distinta educación pueden interpretar un mismo suceso de la vida de diferente manera cada una, precisamente por que recibieron diferente educación.

Quizás a una le dijeron que este preciso suceso era negativo y debía entristecer, cuando a la otra le dijeron que se debía alegrar porque era algo bueno. Un Plexo Solar equilibrado aporta amor propio, auto estima, confianza en sí mismo, seguridad en sí mismo. Un Plexo Solar desequilibrado y/o bloqueado nos induce a la inseguridad, a la vergüenza, al miedo y nos llena de complejos y fracasos.

Según el estado de tu ego, de tu Plexo Solar, así será también tu vida, así sea vida interior o exterior. El Plexo Solar es realmente el "sol de tu vida", como bien dice Damián Alvarez, ya que según su estado viviremos felizmente iluminados o en una tormenta oscura. Pero ¿qué es lo que desequilibra el Plexo Solar, el "sol de tu vida"?

Existen varios aspectos de nuestra existencia o en nuestra existencia que desequilibran y bloquean el Plexo Solar, pero la mayoría de las veces esos desequilibrios se deben a traumas, o sea, a sustos y disgustos. Como interpretamos la realidad con nuestras enseñanzas (de forma mental), entonces nos traumatizamos cuando nuestras enseñanzas nos "dicen" que debemos traumatizarnos. Un buen ejemplo sería "la muerte de un ser querido" que es un disgusto en la cultura occidental, mientras que en otras culturas "primitivas" es un motivo de alegría.

Otra causa de bloqueos y desequilibrios en el Plexo Solar es la interacción energética con otros Plexos Solares desequilibrados y/o bloqueados, o sea, el contacto con otros seres humanos. La energía no tiene barreras ni fronteras así que cualquier contacto con otro ser humano implica una conexión energética con éste, así sea vía teléfono, carta, pensamiento, sueño y claro está que cualquier contacto físico con otra persona también implica un contacto energético.

La mayoría de las personas (si no todas), han vivido sus vidas así como los han educado y sus Plexos Solares están llenos de disgustos y sustos, o sea, están traumatizadas. Tan solo algunos buenos Maestros Sanadores pueden decir que sus Plexos Solares se encuentran sanos y equilibrados.

Todo contacto con otro ser humano implica irremediablemente un contacto con su Plexo Solar, con su ego. El contacto ego a ego se sucede siempre entre seres humanos.
A causa de la interacción energética con Plexos Solares desequilibrados se desequilibran nuestros propios Plexos Solares por "Resonancia energética".

También el Plexo Solar de un individuo se puede anular a causa de maltratos físicos y psíquicos, por lo que no es de extrañar que las personas maltratadas no abandonen a sus maltratadores.

Pero no queda ahí, la mejor (o peor), brujería que se le puede hacer a un ser humano es herirle el Plexo Solar. Anulando el

Plexo Solar del individuo (el "sol de su vida"), lo anularemos por completo. Si le quitas el ego a una persona la conviertes en una marioneta. Los brujos, buenos conocedores de la anatomía espiritual humana, lo saben, y una de sus brujerías más clásicas es el "Amarramiento del Plexo Solar", o sea, amarramiento del ego del individuo que se desea dañar con la brujería. Además los celos, las envidias, etc., de otras personas dirigidas hacia ti, aun no siendo brujerías afectan también tu Plexo Solar de forma negativa.

No te conformes con decir "yo siempre he sido así", el nerviosismo, la timidez, la inseguridad, la vergüenza no son estados naturales del ser, sino síntomas de desequilibrios y bloqueos en el Plexo Solar. Piensa que tu ego, tu yo, desea manifestarse, ser él mismo sin ataduras, sin prejuicios, tabúes, miedos, complejos. Ser grande y fuerte, ser el sol de tu vida.

Diagnóstico Metafísico de las Enfermedades. Estados Emocionales. Irritabilidad y Mal Humor: La irritabilidad y el mal humor son debidos siempre a bloqueos o desequilibrios energéticos en el chakra mayor denominado Sacro o Sacral.

El chakra Sacro se bloquea y desequilibra a causa de frustraciones, desengaños, impotencia de no poder hacer nada al respecto, de que la situación se te escapó de las manos sin conseguir el resultado deseado y de no poder hacer nada para cambiarlo.

El enfado, aunque es un síntoma de la misma frustración desequilibra aún más el chakra Sacral, ocasionando más irritabilidad y mal humor. Se crea un círculo vicioso de donde no se puede salir ya que los enfados (debidos a desequilibrios en el chakra Sacro), desequilibran más tal chakra (ocasionando más enfados).

De todas formas la raíz primera de la irritabilidad y el mal humor es siempre una frustración, así sea creada por los demás, o por nosotros mismos.

También decir que la frustración nunca "llega sola" sino que siempre viene acompañada de un trauma, por muy leve que sea. En otras palabras: no existe frustración sin trauma asociado.

El malestar causado por el trauma en el Plexo Solar (que produce irritabilidad), acompañado de una frustración (mal humor), en el chakra Sacro pueden llegar a ser una mezcla explosiva.

Aunque se podría decir que la frustración siempre la creamos nosotros mismos a causa de no actuar con amor sino por interés. Siempre y cuando te esperes algo de los demás te podrás llevar un desengaño o frustrarte quedándote impotente ante una situación en la que esperabas, deseabas "algo" a cambio (o sea, "amor" interesado y no verdadero amor).

El amor no frustra, el amor no crea desengaños, ni tampoco impotencia, el amor actúa de forma totalmente desinteresada sin esperar nunca nada a cambio.

Existe otro tipo de frustración y es ni más ni menos que la frustración sexual, que claro está también desequilibra el chakra Sacro. En este caso la causa de la frustración son las fantasías y expectativas sexuales. Una expectativa limita, pero en caso de las fantasías, casi nunca se hacen realidad, porque las fantasías son fantasías y por lo tanto casi siempre llevan a una frustración y mal humor.

Nombrar también que en muchos casos la irritabilidad y el mal humor puede estar ocasionado por personas en nuestro entorno que están irritadas y nos contagian su mal humor por pura "resonancia energética".

Existen casos de brujerías donde la meta del envío de energías negativas es causar irritación y mal humor, sobre todo entre parejas, familiares, socios, etc. Así pues, la única manera de no llevarse nunca un desengaño, con la irritabilidad y el mal humor que conlleva, sería "el no esperarse nunca nada de nadie o esperarse cualquier cosa".

Tampoco te puedes esperar nada te ti mismo, porque te puedes también llevar un desengaño. Del único que te puedes esperar "algo", o sea, todo, es de Dios, ya que Dios es Omnipotente y Dios es Amor. También estate atento de cuando y donde te sientes irritado, molesto, mal humorado podrían ser las energías del entorno, de otras personas o que te estuvieran enviando esas energías negativas de irritación desde afuera, o sea, impuestas por otras personas.

Diagnóstico Metafísico de las Enfermedades. Estado del Cuerpo Físico:

El estado del cuerpo físico (sano o enfermo), siempre está en relación con los estados espirituales, sentimentales, mentales y emocionales, o sea, nunca encontrarás una persona físicamente enferma que tenga los demás cuerpos energéticos sanos. También, cualquier persona que se encuentre espiritualmente, sentimentalmente, mentalmente o emocionalmente desequilibrada, imperativamente enfermará también su cuerpo físico tarde o temprano.

Preguntas a la Cuarta Clase de Metafísica de las Enfermedades:

1. ¿Cómo se mantendría el cuerpo físico completamente sano según una visión holística? Explica
2. ¿A grandes rasgos, cuáles son las causas de los desequilibrios emocionales que nos conducen a la irritabilidad y mal humor? Explica/enumera
3. ¿Por qué el Plexo Solar es el "Sol de tu Vida" y qué es lo que lo bloquea o desequilibra?
4. ¿Cuáles son los factores externos al individuo que desequilibran y/o bloquean su chakra Corazón? Hablamos de estados sentimentales.

5. ¿Qué brujerías afectarían de forma negativa
    nuestros "estados espirituales superiores"?

METAFÍSICA DE LAS ENFERMEDADES
(CLASE V)

Metafísica de las Enfermedades. Tipos de Enfermedad:

Las enfermedades las podemos (a grandes rasgos) dividir en:

<u>Enfermedades Creadas:</u>
(por ejemplo: enfermedades ocasionadas por una dieta desequilibrada, hábitos perjudiciales, traumas, penas, frustraciones, etc.)

<u>Enfermedades Contagiadas:</u>
(por ejemplo: enfermedades venéreas, hepatitis, sida, gripe, etc.)

<u>Enfermedades Impuestas:</u>
(por ejemplo: enfermedades a causa de productos químicos de limpieza, conservantes dañinos, contaminación medio ambiental, brujerías, etc.

<u>Enfermedades Genéticas:</u>
(por ejemplo: enfermedades heredadas, familiares, de raza)

Como el estado natural del ser humano es mantenerse sano, y sin llegar a que "el ser humano es un ser creado a imagen y semejanza de Dios (o sea, un ser espiritual perfecto) y debería de vivir eternamente", podemos deducir que la causa primera de la enfermedad, el envejecimiento y la muerte es espiritual, o sea, metafísica.

También, observando los tipos de enfermedad deducimos que (así sea por la mala o falta de educación, creencias erróneas, engaños y herencia) toda enfermedad física, emocional, mental, sentimental y/o espiritual es impuesta. Por lo tanto, llegamos a la conclusión de que toda enfermedad es impuesta en el alma humana desde afuera y tiene una explicación metafísica.

Metafísica de las Enfermedades. Tipos de Enfermedad. Enfermedades Creadas:

Las "Enfermedades Creadas" se pueden dividir en dos clases, las que son debidas a causa del mal mantenimiento del cuerpo físico y las debidas al mal mantenimiento del alma. Los dos tipos de enfermedades creadas son debidas a la mala educación del individuo.

El primer tipo de "Enfermedad Creada" es causada por mala o poco información, o sea, por ignorancia. Por ejemplo si no nos alimentamos con una dieta equilibrada o no bebemos suficiente agua podemos enfermar. Si no nos cepillamos los dientes de forma regular los podemos perder. Si abusamos de alcohol, tabaco, etc. podemos enfermar. Exceso de trabajo y poco descanso también nos puede enfermar.

El segundo tipo de "Enfermedad Creada" sería debida a que hemos recibido una educación dualista pero con más tendencias a lo negativo que al positivismo, lo que afectará en el futuro de forma negativa a nuestra alma y posteriormente a nuestro cuerpo físico. También este tipo de enfermedades son causadas por mala, poca o ninguna información sobre el alma humana.

El segundo tipo de "Enfermedad Creada" sería la debida a penas, traumas y frustraciones. Nos han educado realmente a sufrir. Nos han programado a reaccionar de forma inconsciente ante situaciones de la vida, mayormente de forma negativa. Nos han educado con unas "verdades" irrefutables, que nadie se plantea si son verdades o no, sino que las dan por verdades "porque siempre ha sido así". Por ejemplo, si alguien se muere tenemos que apenarnos y sufrir porque tiene que ser así, cuando en otras culturas se alegran cuando alguna persona deja para siempre su existencia física. Otro ejemplo sería el trauma, que si se te avería el automóvil tienes que disgustarte y sufrir por ello, cuando imposiblemente el automóvil puede ser más importante que tu felicidad y salud. Con las frustraciones, pues otro tanto de sufrimiento innecesario.

A estas alturas, todos deberíamos saber que las penas, los traumas y las frustraciones son la causa de las enfermedades sentimentales, mentales y emocionales, que derivarán en enfermedades físicas y finalmente la muerte.

Pero ¿por qué escoger la enfermedad y la muerte antes que la salud y la vida?. Las causas ya las hemos citado, por un lado tenemos la educación "dualista negativa", o sea, que tiene más "contras" que "pros", que disgusta más que gusta, que te enferma más que te sana, que no es una dualidad justa. Por otro lado tenemos la ignorancia.

Al vivir en un mundo negativo bajo el poder de una "dualidad" que principalmente es negativa, o sea, no una dualidad en toda regla, que tuviera tanto positivo como negativo, nuestro Sistema de Chakras se lleva más bloqueos que liberaciones. Al estar la balanza descompensada tendemos a la enfermedad, la vejez y la muerte.

Un dualismo real sería el que te da la misma cantidad de alegrías que de penas, que tanto te traumatiza como te llena de triunfos, que lo mismo hoy te frustra pero que mañana te realiza. Pero no es así, ni siquiera vivimos en un mundo dualista, sino en una "unidad negativa" que nos condena a la muerte.

Los hábitos negativos, los excesos y defectos que también pudieran enfermarnos son solo métodos de evasión del sufrimiento que la educación negativa nos inculca. Así que tenemos dos en uno: Sufrimos porque nos enfermamos y morimos y nos enfermamos y morimos porque sufrimos.

La deducción anterior nos lleva a la conclusión que las "Enfermedades Creadas" no son enfermedades creadas sino impuestas, en este caso por la educación negativa.

La única forma de romper el círculo pernicioso de sufrimiento, enfermedad y muerte sería el introducir en nuestras vidas la "unidad positiva", o como yo acostumbro a decir "todo es bueno". En otras palabras, vivir con amor.

Metafísica de las Enfermedades. Tipos de Enfermedad. Enfermedades Contagiadas:

Está totalmente claro que las enfermedades se contagian. Realmente toda enfermedad es contagiosa, así sea física, espiritual, sentimental, mental o emocional.

Las enfermedades espirituales, sentimentales, mentales y emocionales son enfermedades energéticas. Los seres humanos somos seres energéticos (alma), que ínter-actuamos los unos con los otros a nivel físico, pero por supuesto también energético (sentimientos, deseos, emociones). Es esta interacción energética entre nuestras almas lo que hace que las enfermedades como nerviosismo estrés, angustia, ansiedad, miedo, inseguridad, vergüenza, depresión, etc., etc. se contagien entre los seres humanos.

Las enfermedades víricas, sabemos que se contagian, pero ¿qué es un virus?. Un virus es un ser unicelular, o sea, que está formado únicamente por una célula. Y ¿qué es una célula? Una célula es energía.

Basándonos en lo anterior expuesto podemos deducir que los virus se contagian a nivel energético y no físico como se cree. Por lo que no es de extrañar que una gripe o dolor de garganta se pueda contagiar (por lo menos a nivel energético) entre dos seres que se encuentren separados entre sí por miles de kilómetros. Tan solo se necesita la interacción energética y no la física para ser contagiado por un virus, por ejemplo durante una llamada telefónica, a través de Internet o tan solo por medio de una conexión psíquica, (realmente anímica ya que estaría involucrada en la interacción el alma por completo).

Los Terapeutas/Sanadores (por lo menos los pertenecientes al Sistema de Sanación Tinerfe), sabemos que se pueden padecer gripes de media hora, o gripes de medio día, cistitis de tres horas o afecciones de garganta de cinco minutos, por poner algunos ejemplos. Estas enfermedades contagiadas a nivel energético un Terapeuta/Sanador bien preparado se las puede sanar rápidamente, pero así no el resto de las personas que acabarían padeciendo la "Enfermedad Contagiada" a nivel físico.

Pero podemos llegar más lejos, el sustento del cuerpo físico son las células. Las enfermedades afectan a las células. Las células son energía, por lo que toda enfermedad es (por lo menos en potencia), contagiosa.

Cuando sientas fiebre no creas que es siempre porque se te

haya contagiado algún virus, quizás solo es la fiebre del vecino. No creas tampoco que la irritación vaginal que sientes, necesariamente es tuya, quizás es de tu mejor amiga, las hemorroides de tu jefe al igual que su mal carácter también se te pueden contagiar.

La enfermedad del cáncer es un desequilibrio celular, y ya sabemos que las células son energía. Entonces ¿es el cáncer una enfermedad básicamente debida a un desequilibrio energético y por lo tanto contagiosa (por lo menos a nivel energético)?

...y date cuenta de que, las "Enfermedades Contagiosas", por lo tanto, no son "Enfermedades Contagiosas" sino "Enfermedades Impuestas", así sea de forma consciente o inconsciente por el portador del primer virus. Está claro que nadie desea ser contagiado, pero pueden haber personas que si deseen contagiar.

La solución la tiene la Medicina Vibracional y los Terapeutas/Sanadores. Las enfermedades energéticas se deben de tratar a nivel energético, o sea, con energías de sanación.
Las energías de sanación también mantendrán al individuo físicamente y anímicamente fuerte lo que lo hará menos propenso al contagio de enfermedades físicas o energéticas.

La sanación es amor, según la cantidad de amor que contengas en tu alma, así será de fuerte tu Sistema Inmunitario. Por lo que, cuanto más amor poseas en tu ser, más protegido estarás de contagios de enfermedades.

Así pues, el amor es la mejor vacuna contra todo tipo de virus.

Metafísica de las Enfermedades. Tipos de Enfermedad. Enfermedades Impuestas:

Las "Enfermedades Impuestas" son las que otros seres (así sean humanos o no), nos obligan a padecer para su propio beneficio.

Las "Enfermedades Impuestas" las podemos dividir también en enfermedades energéticas y físicas, aunque realmente las físicas también son energéticas.

Enfermedades impuestas energéticamente serían las que brujos o "seres espirituales negativos" inculcan en nuestro cuerpo energético y cuerpo físico con el fin de desequilibrarnos, pararnos, manipularnos, obligarnos, separarnos, etc.. Las enfermedades impuestas energéticamente no necesariamente son físicas, sino que pueden ser enfermedades sentimentales, mentales y emocionales también.

Un buen ejemplo de enfermedad sentimental impuesta sería la depresión profunda que puede conducir al ser humano irrefrenablemente a la auto aniquilación.

Los brujos, buenos conocedores de la Anatomía Espiritual Humana saben muy bien donde introducir energías negativas conscientemente en su alma, para bloquear el flujo natural energético del hombre ocasionando con ello bloqueos que lo enfermarán en todos los niveles.

Los ataques de los "seres espirituales negativos", aunque no muchas veces "trabajan" directamente sobre el ser humano sino que lo hacen a través de los brujos y otras personas de mal corazón, son mucho más sofisticados.

Los "seres espirituales negativos" suelen cansar, no dejar dormir, llenar de dudas, de incertidumbres, de miedo al ser humano para que él mismo cree sus propios bloqueos, síntomas y enfermedades. O sea, que "trabajan" a través de los puntos débiles del agredido.

Los "seres espirituales negativos" se basan en sus actuaciones de la educación mal llamada dualista, o sea, la educación negativa, para aterrorizar al ser humano. Un ejemplo sería arruinar al triunfador para que se traumatice, apene, frustre y así cree propias enfermedades.

Las personas bajo la influencia maliciosa de los "seres espirituales negativos" son utilizados a su vez para imponer enfermedades en otros humanos, por ejemplo a través del odio, el rencor, la rabia, la envidia, los celos.

El otro tipo de "Enfermedad Impuesta" (aunque en cierta manera "Enfermedad Aceptada"), y que enferma físicamente al ser humano, sería ocasionada por las personas, empresas, gobiernos, que debido a su ignorancia, ansias de poder o avaricia, fabrican productos nocivos para el hombre, así sean conservantes, medicinas, armas, drogas, etc., y además, contaminando el medio ambiente que también enfermará a la humanidad.

Enfermedad Aceptada", ya que el ser humano prefiere conducir un automóvil y morir de cáncer de pulmón que caminar y respirar aire puro. Que el ser humano prefiere los alimentos pre-cocinados llenos de hormonas y morir de cáncer de estómago que cultivar sus propios alimentos y vivir de forma sana. Que el ser humano prefiere tomarse una medicina con cien efectos secundarios nocivos que un desarrollo personal y espiritual que lo conduzca a la felicidad.

La contaminación que enferma a la humanidad también es aceptada. Si no se compraran aquellos productos que contaminan tierra, agua y aire, no se fabricarían y se acabaría con la contaminación medioambiental.

Los poderes tras las multinacionales también utilizan la educación negativa para vendernos sus productos nocivos, corrosivos, veneno para cuerpo y alma. El método que utilizan los magnates sería el de acomplejar al ser humano utilizando una "psicología inversa". La meta con este tipo de psicología que utilizan en sus campañas publicitarias es la de acomplejarte, llamarte gordo, feo, viejo, pobre, infeliz, (o sea, primero te traumatizan), para luego venderte la "solución" a todos tus problemas: "la clave de la felicidad".

Según las empresas que están contaminando el planeta y el cuerpo y alma del ser humano si no tienes un automóvil eres menos persona que el que si lo tenga, si no tienes tu adosado (hipoteca incluida), eres un fracasado, si no tienes un cuerpo según el "canon de belleza" que ellos mismos han impuesto no tienes "derecho a vivir", si no te comes los cereales que ellos venden no puedes ser feliz, ...

La verdad es que todo es una mentira y la necesidad de una educación consciente en la "Realidad de la Existencia" basada en el amor es urgente, si no acabaremos con el planeta y con la raza humana.

Metafísica de las Enfermedades. Tipos de Enfermedad. Enfermedades Genéticas:

Debemos hacer una gran diferencia entre Enfermedades Genéticas y Enfermedades Familiares. Una Enfermedad Familiar puede ser genética pero no necesariamente.

Las Enfermedades Genéticas o Heredadas, como se acostumbra a llamar se suelen sanar fácilmente, ya que la sanación trabaja a nivel celular.

La energías sanadoras se mueven en el "siempre", para éstas no existe ni pasado ni futuro.

Todo se puede sanar, hasta hechos no acontecidos aún. De la misma manera se puede sanar el pasado o generaciones anteriores.

Los Terapeutas/Sanadores sabemos que la sanación es efectiva siete generaciones antes y siete generaciones después de la vida actual.

Lo llamado "miasmas" es la signatura energética que una enfermedad tiene en una célula. Esa marca energética se puede deshacer por medio de la sanación, para que así próximas generaciones no la hereden.

Con otras palabras, todo lo que tú te sanes no lo heredarán tus hijos, nietos, bisnietos, ...

Si no tienes descendencia será la humanidad la que no herede energéticamente tus enfermedades genéticas.

Estás compuesto (realmente) de una célula que se formó a partir del espermatozoide de tu padre y el óvulo de tu madre. Ésta célula primera ya tenía la información necesaria para construir todo tu cuerpo y alma con sus atributos y sus carencias, defectos y enfermedades.

Cuando tú te sanas alguna enfermedad genética, te sanas a nivel celular, por lo que también se sana tu padre, tu abuelo, tu bisabuelo, ...

Las enfermedades familiares pueden partir de una enfermedad genética, pero también de una enfermedad creada, impuesta o contagiada. Las enfermedades familiares se suelen contagiar entre los miembros de la familia por resonancia energética.

La interacción energética entre miembros de una misma familia siempre es mayor que con otros miembros de la sociedad, también la resonancia entre esas energías, así sea de salud como de enfermedad.

Una familia en la que todos sus miembros sean diabéticos u obesos explica mi postura. Si un miembro de la familia no es diabético por ejemplo cuando el resto si lo es, suele ser debido a que ese miembro es lo llamado " eslabón sanador" en la cadena de contagio energético.

Toda enfermedad parte de la energía para más tarde manifestarse físicamente. El contagio energético de una enfermedad es relativamente fácil.

Tanto una enfermedad heredada como una enfermedad contagiada desde uno o varios miembros de la familia es una enfermedad impuesta en el alma humana. Por lo que toda Enfermedad Genética es también una Enfermedad Impuesta.

Preguntas a la Quinta Clase de Metafísica de las Enfermedades:

1. ¿Cuáles son las causas de las enfermedades familiares? Explica

2. ¿Cuál es la diferencia entre enfermedad genética y familiar, y que son las "miasmas?

3. Diferentes tipos de enfermedad. Enumera. ¿Por qué, cómo, y metafísicamente, las enfermedades

familiares también se pueden denominar "contagiadas"?

4. A grandes rasgos ¿Cuántos tipos de "enfermedad creada" existen, qué son realmente los "malos hábitos"?

5. ¿Por qué, metafísicamente, se sabe que toda enfermedad es contagiosa? Explica

Damián Alvarez

Investigador y Maestro en Metafísica

OTRAS PUBLICACIONES DE DAMIÁN ALVAREZ

"Interacción y Resonancia Energética entre los Seres Humanos"

"Manual del Maestro del Sistema de Sanación Reiki Japonés del Dr. Mikao Usui"

"Manual del Maestro del Sistema de Sanación Espiritual"

"Manual del Maestro en Sanación por los Cristales de Cuarzo"

"Manual del Maestro del Sistema de Sanación Karuna Ki"

"Manual del Maestro en Aromaterapia"

"Manual del Maestro en Sanación Angelical Carismática"

"Tesis de Especialización en Gemoterapia"

"Tesis de Especialización en Medicina Vibracional"

"Tesis de Especialización en Sanación Espiritual"

"La Ciencia de la Sanación"

"Respira Reiki. Toda la Verdad sobre el Reiki"

"El Plexo Solar, el Sol de tu Vida"

"El Chakra Sacro, la Pasión de Vida"

"El Chakra Corazón, el Amor de tu Vida"

"El Tercer Ojo. La Luz de tu Vida"

"Mitos sobre los Maestros de Sanación y Sanadores"

"Yo, Sanador"

"Pedazos de mi Alma"

"Rompiendo Cadenas"

"Mudras, Símbolos de Poder hechos con las Manos"

"Significado y Uso Terapéutico de los Colores en Medicina Vibracional"

"Las Virtudes del Corazón y Filosofía de Vida tras el Sistema de Sanación Tinerfe"

"Sistema de Sanación Tinerfe, 25 Años de Filosofía"

"Manual de Alas de Ángel"

"La Magia de los Ángeles"

"La Magia de las Energías Sanadoras"

"La Magia de los Mantras"

"La Magia de los Aceites Esenciales"

"La Magia de los Cristales de Cuarzo"

"Currículo del Diablo"

"Angelología Aplicada"

"La Gran Era del Amor ha Comenzado"

"El Erotismo de los Chakras"

"Técnicas Universales de Sanación"

"El Gran Libro de las Meditaciones de Sanación"

"Manual del Maestro del Sistema de Sanación Tinerfe"

"Manual de Aromaterapia"

"Anatomía Espiritual Profunda. Los Secretos Desvelados"

"Alineación con la Luz. La Meditación de los Sanadores"

"Cristaloterapia Avanzada"

"La Sexualidad del Alma"

"Rituales de Iniciación, Protección y Sanación"

"Posesiones, Poseídos y Exorcismos"

"Jehovah (Santificado sea tu Nombre)"

"Ángeles (lo que no sabías)"

"Los Secretos de la Oración del Padre Nuestro"

"La Ciencia de la Sanación (Apuntes)"

"La Escuela de Dios"

"Ser Humano. A Imagen y Semejanza de Dios creado"

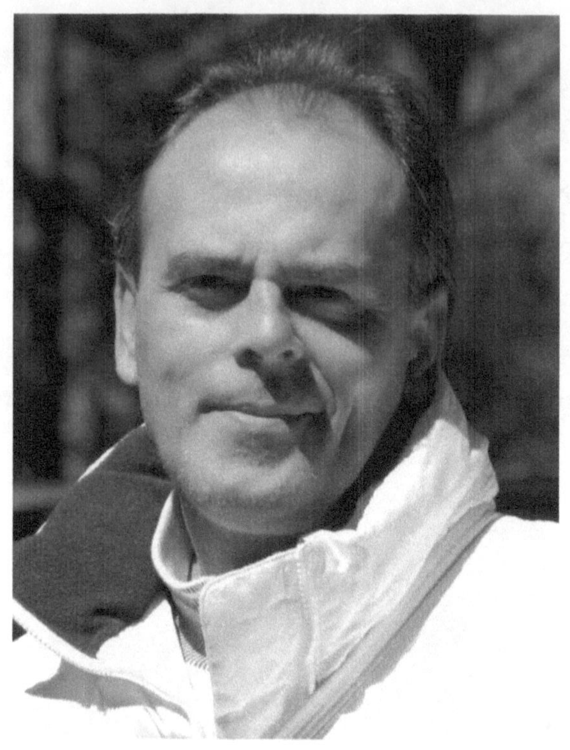

Damián Alvarez

Creador del Sistema Natural de Sanación Tinerfe

Creador del Sistema de Sanación Angelical Carismático

Creador del Sistema de Sanación Guamche

Creador del Masaje Angelical

http://sistemasanaciontinerfe.blogspot.com.es/

E-mail: sanaciontinerfe@hotmail.es